DES CAUSES

QUI PRÉSIDENT AU

DÉVELOPPEMENT DE L'HYPERTROPHIE,

CONSIDÉRÉE

D'UNE MANIÈRE GÉNÉRALE;

PAR

Henri BLAIN DES CORMIERS,

Docteur en Médecine,
ancien Élève des Hôpitaux et Hospices civils de Paris,
Lauréat (Médaille d'Or) de la Faculté de Médecine de Paris,
Médaille d'Argent (Choléra, 1849),
Membre titulaire de la Société Anatomique.

PARIS.

GERMER BAILLIERE, LIBRAIRE,
rue de l'École-de-Médecine, 17.

1853

DES CAUSES

QUI PRÉSIDENT AU

DÉVELOPPEMENT DE L'HYPERTROPHIE,

CONSIDÉRÉE

D'UNE MANIÈRE GÉNÉRALE;

PAR

Henri BLAIN DES CORMIERS,

Docteur en Médecine,
ancien Élève des Hôpitaux et Hospices civils de Paris,
Lauréat (Médaille d'Or) de la Faculté de Médecine de Paris,
Médaille d'Argent (Choléra, 1849),
Membre titulaire de la Société Anatomique.

PARIS.

GERMER BAILLIERE, LIBRAIRE,

rue de l'École-de-Médecine, 17.

1853

DES CAUSES

QUI PRÉSIDENT AU

DÉVELOPPEMENT DE L'HYPERTROPHIE,

CONSIDÉRÉE

D'UNE MANIÈRE GÉNÉRALE.

I.

En méditant les termes de la question que je dois traiter, je me suis convaincu qu'il ne s'agissait pas seulement d'énumérer les causes plus ou moins certaines des hypertrophies, mais bien de rechercher le mécanisme même de ce travail; que j'avais à faire, en un mot, non pas seulement l'étiologie, mais l'histoire de la production de l'hypertrophie, considérée d'une manière générale. Me plaçant à ce point de vue, j'avais à remplir un cadre trop vaste peut-être; mais du moins je pouvais espérer que mes recherches ne seraient pas sans quelque intérêt, et qu'après avoir recueilli et analysé les faits très-nombreux, mais épars et disséminés dans la science, je verrais sortir de cette étude un certain nombre de considérations générales, et j'accomplirais ainsi la tâche qui m'est imposée.

Avant de rechercher par quel mécanisme et sous quelles influences se développe l'hypertrophie, il était indispensable de définir cet état particulier de nos tissus et de nos organes. Pour faire comprendre la nécessité de ce travail préliminaire, et justifier l'étendue des développements dans lesquels je vais entrer, il suffira de rappeler combien d'états pathologiques ou physiologiques différents ont été confondus par les divers auteurs sous le nom d'*hypertrophie;* depuis l'excès de développement musculaire jusqu'aux indurations et aux tumeurs squirrheuses et encéphaloïdes, depuis l'exubérance de la santé et de la vie jusqu'à ces états morbides qui doivent être presque fatalement mortels.

L'hypertrophie en elle-même n'est pas une maladie: elle peut être la conséquence, elle est souvent le principe de troubles fonctionnels ou de lésions organiques très-variables. Mais, je le répète, elle ne constitue pas un état pathologique; elle n'est en réalité qu'une manifestation exagérée de la force nutritive, qu'une supernutrition. Il ne faut voir en elle rien de plus.

Aussi, bien qu'au point de vue strictement médical et clinique, la distinction des hypertrophies en physiologique et pathologique soit utile et même indispensable, il n'en est pas moins vrai qu'en considérant la question de plus haut et d'une manière plus philosophique, on doit principalement étudier l'hypertrophie en elle-même, dans son mode intime de production, et regarder comme secondaires les causes si nombreuses et si variables qui sont énumérées dans tous les traités de pathologie.

II.

Pour nous, hypertrophie est donc uniquement synonyme de nutrition exagérée ; mais il est bon de s'entendre tout d'abord sur la valeur du mot nutrition (1).

Il faut se garder de confondre avec la nutrition des fonctions aussi complexes qu'elle, et qui lui ressemblent sous plus d'un rapport ; je veux parler du développement et de l'accroissement.

Au sein d'une pulpe homogène, on voit, dans les premiers temps de la vie embryonnaire, apparaître les formes des principaux organes. Ce n'est là qu'une ébauche imparfaite et passagère. L'embryon est dessiné, mais la substance qui le compose ne présente encore aucun des caractères anatomiques qui seront plus tard l'apanage de ses tissus. Bientôt une structure plus compliquée se manifeste : les tissus prennent naissance ; la trame cellulaire, les fibres musculaires, les tubes ner-

(1) Les détails qui composent ce chapitre sont en partie empruntés à un travail inédit de mon savant collègue de la Société anatomique, le Dr Paul Broca.

veux, succèdent aux cellules de l'embryon, et s'agencent dans un ordre régulier. Certains organes transitoires s'effacent, d'autres prennent leur place ou subissent dans leur volume des variations qui constituent ce qu'on a appelé le *balancement des organes.* Tous ces phénomènes complexes et mystérieux constituent la fonction du développement.

La fonction de l'accroissement est toute différente.

Au moment où la formation des tissus est achevée, au moment où les organes présentent la structure qu'ils conserveront pendant toute la durée de la vie, les dimensions du corps sont encore fort restreintes. Alors, pour chaque organe, commence la fonction de l'accroissement, fonction qui persiste jusqu'à l'époque où l'individu a atteint ses dimensions définitives.

Ces deux fonctions, l'accroissement et le développement, doivent être distinguées l'une de l'autre, parce qu'elles diffèrent essentiellement dans leur nature; mais elles marchent souvent de front, de telle sorte qu'il est quelquefois difficile d'apprécier ce qui appartient en propre à chacune d'elles. Ainsi, par exemple, le squelette n'acquiert sa structure définitive, et n'atteint par conséquent son développement parfait, qu'à une époque assez avancée, et les changements qu'il subit jusqu'à l'âge adulte dépendent à la fois de la fonction du développement et de celle de l'accroissement.

Il est incontestable que des troubles survenus dans l'exercice de ces deux fonctions vitales peuvent donner lieu à des variations anormales dans les dimensions relatives des organes. On observe, sous ce rapport, toutes les transitions, depuis l'absence de certaines parties jusqu'à leur volume exagéré d'une manière extraordinaire. En pareil cas, ce n'est pas la nutrition qui est en cause, ce sont les fonctions formatrices. Il y a défaut ou excès de développement ou de croissance, il y a ce qu'on appelle monstruosité; il n'y a ni hypertrophie ni atrophie (1).

La nutrition, au contraire, s'opère à toutes les époques; elle se combine aux deux fonctions précédentes, pour leur survivre ensuite. Réparant d'une main ce qu'elle détruit de l'autre, elle renouvelle incessamment les molécules organiques, et rend permanente la structure des tissus au milieu du *tourbillon* de la vie.

Sans discuter ici les diverses théories de la nutrition, ce qui serait étranger à notre sujet, il est un fait constant : pour que la nutrition s'effectue

(1) C'est à cette catégorie de monstruosités qu'il faut rapporter le cas remarquable relaté par Osiander, dans lequel les deux reins d'un fœtus à terme étaient si volumineux, qu'ils furent un obstacle à l'accouchement. Lobstein dit aussi avoir vu sur un nouveau-né le foie si gros, qu'il avait rendu l'accouchement laborieux.

d'une manière régulière, il faut que, dans un temps donné, un nombre égal de molécules organiques vienne remplacer celles qui s'en vont; il faut que le travail de décomposition et le travail de recomposition se fassent rigoureusement équilibre. On conçoit toutefois que, par suite d'une aberration locale ou d'un trouble général, les deux fonctions secondaires qui constituent le mouvement nutritif puissent cesser de se contre-balancer.

De là deux états différents de nos tissus et de nos organes :

1° L'équilibre parfait du double travail de décomposition et de recomposition constitue la nutrition normale ou l'eutrophie.

2° Le défaut d'équilibre constitue la nutrition anormale; celle-ci est due à l'excès relatif du travail de décomposition ou de recomposition : de là deux états secondaires, l'*hypertrophie* et l'*atrophie*, qui serait plus justement appelée *hypotrophie*.

III.

Pour établir la démonstration complète et sans réplique de la théorie que je viens de soutenir, et prouver que l'hypertrophie n'est qu'un fait de nutrition, il faudrait de nombreuses recherches microscopiques qui ne sont pas suffisamment faites jusqu'à ce jour. Le temps ne m'a pas permis de me livrer, comme je l'aurais voulu, à ce travail intéressant; cependant je puis, dès à présent, donner quelques résultats positifs. Remarquons d'abord que, dans une étude de ce genre, il faut se prémunir contre plusieurs causes d'erreur; et pour cela, il faut choisir des termes exacts de comparaison. Ainsi, en comparant le biceps d'un enfant et celui d'un adulte, on trouve que les fibres musculaires sont, chez le second, plus nombreuses, plus grosses et plus fortes que chez le premier. Cet accroissement de la fibre musculaire en nombre, en force et en volume, pendant la période de la vie où le corps n'est pas arrivé à son état définitif, étant admis et démontré, devra-t-on conclure, si l'on ne trouve pas exactement la même augmentation de grosseur et de nombre dans les muscles hypertrophiés, devra-t-on conclure que le travail hypertrophique diffère essentiellement du travail nutritif régulier? Non assurément. Dans la première partie de la vie, il y a, comme nous l'avons exposé plus haut, outre la nutrition ordinaire, qui répare les pertes quotidiennes, sans rien ajouter à la masse totale, et qui persistera jusqu'au moment de la mort, il y a cette force particulière dont la durée est limitée au temps de la croissance; et en vertu de cette fonction, la fibre élémentaire du muscle croît aussi bien que le muscle lui-même et que toutes les parties qui constituent l'ensemble du corps.

Si maintenant on compare, chez deux adultes, un cœur hypertrophié et un cœur normal, l'examen microscopique démontre qu'il n'en est plus ainsi. « Le volume du muscle, dit Vogel, paraît accru, sans que les faisceaux primitifs aient acquis plus d'épaisseur : d'où l'on doit conclure que leur nombre s'est augmenté, c'est-à-dire qu'il s'en est formé de nouveaux parmi les anciens. » Dans le cœur d'un homme de quarante ans, qui avait en longueur $0^{m},14$, au lieu de $0,^{m}09$, en largeur $0^{m},13$, au lieu de $0^{m},09$, en épaisseur (ventricule gauche $0^{m},018$, au lieu de $0^{m},012$, et ventricule droit $0^{m},008$, au lieu de $0^{m},004$), j'ai trouvé la largeur moyenne des fibres de $0^{mm},025$ à $0^{mm},026$, ce qui est la largeur des fibres normales.

Je suis convaincu que, si l'on examinait des cœurs d'enfants arrivés à une même période de croissance, on trouverait dans les cœurs hypertrophiés et dans les cœurs sains le volume des fibres exactement semblable; car alors la fonction d'accroissement, étant la même de part et d'autre, devrait être considérée comme de nul effet, et il ne resterait plus que des résultats de simple nutrition. Je dois faire remarquer, en passant, que le Dr Paget, dans son excellent travail sur la nutrition (1),

(1) *London médical gazette*, 1847 (*Lectures on nutrition, hypertrophy, and atrophy*, etc.).

l'hypertrophie et l'atrophie, travail que je mettrai plus d'une fois à contribution, a commis l'erreur que je viens de signaler dans cet article. Voulant résoudre cette question, que John Hunter avait déjà posée : « si l'hypertrophie musculaire se fait par l'addition de fibres nouvelles ou par l'augmentation de celles qui existent déjà, » il conclut à l'augmentation du volume de la fibre, d'après un travail du Dr Harting, d'Utrecht, qui avait constaté que, dans l'accroissement, les choses se passaient en effet de cette manière.

IV.

Tout tissu, tout assemblage de tissus composant un organe, qui se nourrit, peut par cela même s'hypertrophier. Par suite de circonstances plus ou moins appréciables, la fréquence de l'excès de nutrition est bien loin d'être partout la même.

Pour étudier d'une manière complète le développement de l'hypertrophie, le meilleur procédé à suivre serait assurément d'envisager d'abord les tissus simples, puis les organes, de les passer tous successivement en revue, et de voir quelles sont les causes qui, dans chacun d'eux, déterminent cet excès de nutrition. Mais une pareille analyse nous exposerait à nous répéter souvent, les mêmes causes agissant dans un grand nombre d'organes. Pour répondre à la question qui nous est posée, nous suivrons donc la méthode synthétique, et nous diviserons les causes de l'hypertrophie de la manière suivante :

1re *classe de causes*, ou causes mécaniques, physiques et chimiques.

A. Hypertrophie par excès d'exercice ou d'action d'une partie;

B. Hypertrophie par excès de l'afflux du sang normal;

C. Hypertrophie par excès dans les matériaux assimilables du sang.

2e *classe de causes*, ou causes *incertæ sedis*, dans lesquelles je fais rentrer les causes morales, morbides spéciales, climatériques, l'hérédité, l'âge, etc.

Les causes de la première classe, qui sont les plus importantes et auxquelles nous consacrerons presque tous les développements qui vont suivre, sont souvent combinées ensemble, au point qu'il est parfois assez difficile de dire si c'est à un excès d'action ou d'afflux de sang, ou des matières assimilables, qu'est due l'hypertrophie de tel ou tel tissu, de tel ou tel organe, et cela d'autant plus qu'en dernière analyse, le sang est toujours le véhicule de la matière organisable, qui, se déposant ou s'assimilant en excès dans les tissus, va causer leur nutrition exagérée. Voilà comment Vogel a pu dire : « L'accroissement de l'activité détermine, d'une manière que nous ne parvenons pas à bien expliquer, un afflux plus considérable de sang, une hyperémie capillaire; celle-ci est accompagnée d'une excrétion plus abondante de blastème, d'où une nutrition plus énergique de la partie, et l'augmentation de la masse.» Or, puisque le mode de production de cette hyperémie, à laquelle se réduit en dernière analyse le travail nutritif (et par conséquent hypernutritif), échappe à nos moyens d'investigation, il faut bien, dans l'étude du développement de l'hypertrophie, se borner à la recherche des causes moins immédiates peut-être, mais plus appréciables. Voilà pourquoi j'ai adopté la division en excès d'action, d'afflux du sang normal et des matériaux assimilables du sang, division qui du reste est suivie par le Dr Paget, dans le mémoire que j'ai déjà cité. Mais, je le répète, il est très-probable que cette division n'est que provisoire, et qu'avec les progrès de l'anatomie pathologique et de la physiologie, on saisira sur le fait ce travail de supernutrition, qui est encore aujourd'hui environné de tant d'obscurité. Ce que je dis à propos des causes de premier ordre est bien plus applicable encore à ces causes incertaines, mal déterminées et mal étudiées, que je suis bien forcé de considérer séparément, mais qui, j'en suis convaincu, ne tarderont pas à rentrer toutes dans les précédentes, et à disparaître complétement.

A. *Hypertrophie par excès d'exercice ou d'action.*

Les exemples d'hypertrophie par excès d'action sont extrêmement nombreux; ce mode de production de l'hypertrophie est du reste le plus intéressant à étudier, et je crois que l'augmentation de poids et de volume des organes a été fréquemment rapportée à des causes spéciales, à des maladies, par exemple, agissant directement sur l'organe hypertrophié, lorsqu'on aurait pu, avec une attention plus grande, en trouver l'origine dans une énergie excessive de l'organe. C'est ce que je tâcherai de démontrer par l'analyse exacte des faits. Nous aurons à étudier dans les muscles principalement ce genre d'hypertrophie, les muscles étant, comme on le sait, les organes du mouvement et de l'action. «La chair musculaire, dit M. le professeur Piorry, est surtout celle qui est le siége de la simple hypertrophie; non-seulement il y a volume plus grand, mais augmentation de la force, ce qui indique bien que l'organe est vraiment plus considérable et mieux nourri qu'à l'ordinaire.» Cette nutrition exagérée du tissu musculaire est parfaitement indiquée dans ce passage si souvent cité de Corvisart, à propos de l'hypertrophie du cœur: «Le cœur, ainsi que tous les autres muscles du corps humain, est susceptible de prendre un accroissement plus marqué, une consistance plus solide, une force plus considérable par la continuité et souvent par l'énergie plus grande de son action. N'observe-t-on pas, en effet, tous les jours un développement extraordinaire de tous les muscles du corps chez les portefaix, de ceux des bras chez les forgerons, les boulangers, etc.? L'exercice pour les muscles extérieurs, l'exercice et l'irritation pour le cœur, sont les causes principales qui font de ces organes un centre de nutrition plus actif, et y fixent une plus grande quantité de substance nutritive. » Remarquons en passant que Corvisart, aussi bien que Marandel (dans sa thèse de 1809 sur les irritations), et beaucoup d'autres auteurs, se croyaient obligés de faire intervenir, pour les muscles qu'ils appelaient *intérieurs*, un nouvel agent, l'irritation, dont ils supposaient, il faut le dire, tout gratuitement l'existence. Bien que ces idées soient encore admises aujourd'hui par des personnes très-compétentes, je crois qu'on peut parfaitement, ainsi que je le dirai plus bas, se passer d'une semblable hypothèse, qui n'a fait que reculer la difficulté sans la résoudre.

Il est essentiel de faire, à propos des muscles, une distinction bien plus importante (et qui peut être appliquée aux divers organes), celle en volontaires ou involontaires ; elle n'avait pas échappé à l'admirable sagacité de J. Hunter. Dans son *Traité de la syphilis* (édition du Dr Palmer, t. 2, p. 299), le célèbre auteur anglais, parlant des états consécutifs au rétrécissement de l'urèthre, dit : « La vessie, étant obligée de fonctionner plus qu'à l'ordinaire, est presque constamment dans un état d'irritation et d'action ; il résulte de là, d'après une propriété qui est commune à tous les muscles, que la tunique musculaire devient de plus en plus forte. » Et il ajoute ces considérations d'une haute philosophie : « Je soupçonne que cette tendance à acquérir une plus grande force par la répétition de l'action est plus prononcée dans les muscles involontaires que dans ceux qui sont soumis à la volonté ; et la raison de ce fait me paraît très-évidente. Dans les muscles involontaires, il faut en effet que la puissance soit, dans tous les cas, capable de surmonter la résistance, car la puissance accomplit toujours quelque action naturelle et nécessaire. Ainsi, toutes les fois qu'une maladie produit une résistance insolite dans les parties involontaires, si la puissance n'est pas accrue en proportion, la maladie devient formidable ; au contraire, pour les muscles volontaires, cette nécessité n'existe pas, parce que la volonté peut s'arrêter, toutes les fois que les muscles ne peuvent exécuter ce qu'elle leur commande. Si la volonté est assez malade pour ne pas s'arrêter, la puissance ne s'accroît pas dans les muscles volontaires en proportion de la résistance. »

Je ne rapporterai pas de nombreux exemples de l'hypertrophie musculaire dépendant de l'action exagérée d'un ou de plusieurs muscles volontaires : je citerai seulement les muscles de la jambe chez les danseurs, ceux des deux bras, et notamment le biceps, chez les lutteurs, les boulangers, le biceps du côté droit ou du côté gauche chez les personnes qui, en faisant des armes, se servent plus habituellement de l'un des deux bras ; ces faits sont connus de tout le monde. Je dirai seulement, à propos des individus gauchers, que l'opinion de M. Malgaigne sur ce sujet me paraît très-discutable. Ce professeur croit que le volume plus grand des muscles de l'un des bras est la cause et non la conséquence de l'usage plus fréquent du membre. Je rappellerai aussi que cette augmentation physiologique des muscles par l'exercice combiné avec d'autres agents de nutrition a pu être utilisée au point de vue de l'art et dans un but pratique. Cette question, du reste, sera traitée avec détails dans un autre chapitre de ce travail.

Pour ce qui est des muscles et des organes non soumis ou indirectement soumis à la volonté, leur hypertrophie reconnaît bien pour cause l'excès d'action ; mais ici cet excès d'action a lui-même une cause presque toujours saisissable ; je veux parler des obstacles. En général, le tissu musculaire d'un organe creux ne s'hypertrophie que lorsqu'il y a dans un point quelconque du système auquel il appartient un obstacle qui, par sa présence, nécessite des efforts anormaux pour l'accomplissement de la fonction naturelle. C'est à cette classe d'hypertrophies par obstacle au passage des solides ou des liquides qui normalement circulent dans des conduits, qu'il faut rapporter la plupart des hypertrophies de la tunique musculeuse de l'appareil digestif, de l'appareil circulatoire, de l'appareil respiratoire et de l'appareil urinaire; et cela est si vrai, que dans certaines parties où, dans l'état ordinaire, les fibres musculaires sont à peine visibles et ont été longtemps contestées, on voit alors des faisceaux musculaires très-appréciables. C'est ainsi que l'œsophage, l'estomac, le tube intestinal, lorsqu'une partie est le siége d'un rétrécissement, présentent une hypertrophie de la tunique musculeuse située au-dessus du rétrécissement. Dans l'œsophage, par exemple, lorsqu'il y a dans la partie inférieure de ce tube une diminution de calibre, causée par un cancer ou par toute autre lésion, on trouve toujours une dilatation de l'organe dans la partie située au-dessus du point rétréci; et malgré cette dilatation, les fibres musculaires sont accrues de volume par suite des contractions énergiques auxquelles elles se livrent pour faire franchir l'obstacle aux aliments, ou pour les expulser lorsque ceux-ci s'accumulent au-dessus. La même hypertrophie de la tunique musculeuse de l'œsophage peut être causée par un obstacle extérieur au conduit luimême, et être le résultat par exemple d'une compression exercée sur l'œsophage par un anévrysme de l'aorte, par un amas de ganglions lymphatiques engorgés, par une exostose du corps d'une vertèbre (faits cités par M. le professeur Andral, dans son *Anatomie pathologique*).

Ce que je viens de signaler pour l'œsophage existe pour toute l'étendue du système digestif. « On voit souvent, dit M. le professeur Piorry, les plans contractiles de l'estomac acquérir une dimension considérable par suite de l'existence d'un rétrécissement du pylore. A proportion que celui-ci s'est développé lentement, et que la vie s'est plus longtemps conservée, l'hypertrophie musculaire est plus marquée. » Les hypertrophies de la tunique musculeuse de l'intestin, dues aux mêmes causes, ont leur maximum de fréquence à l'extrémité inférieure du gros intestin, où tant de circonstances peuvent amener une diminution de calibre, et principalement les affections cancéreuses, la compression par des tumeurs de diverses natures, et notamment par des tumeurs hémorrhoïdales, etc. Ensuite vient, dans l'ordre de fréquence, la partie de l'intestin grêle qui est immédiatement au-dessus de la valvule iléo-cœcale ; c'est qu'en effet, comme on le sait, cette valvule est le point où s'arrêtent de préférence les corps étrangers. Si les hypertrophies musculaires sont plus fréquentes et plus considérables dans le gros intestin, il faut tenir compte, pour expliquer ce fait, outre le nombre plus grand de lésions qui peuvent se manifester dans le rectum, des efforts plus considérables que la couche musculeuse doit exécuter pour chasser au dehors les matières fécales dures et volumineuses, et dont la masse et la consistance s'accroissent sans cesse, à mesure que l'obstacle persiste (1).

Le même épaississement peut se montrer, dans les mêmes cas, sur la membrane muqueuse et le tissu cellulaire sous-muqueux, qui, avec la couche musculaire, concourent à former le tube digestif. Il est évidemment dû à la même cause, et je n'ai pas besoin d'entrer sur ce sujet dans de longs développements.

Par le même mécanisme, les fibres musculeuses peuvent devenir appréciables dans la vésicule bi-

---

(1) Les énormes augmentations du canal intestinal, qui ont graduellement lieu au-dessus des rétrécissements infranchissables du rectum, ne sont pas de simples dilatations, mais bien des hypertrophies des parois intestinales. La tunique musculeuse augmente en effet de puissance pour vaincre, si c'est possible, l'obstacle croissant qui s'oppose à l'expulsion des matières ; les glandes et les membranes muqueuses croissent simultanément. «Il en était ainsi chez un enfant âgé de cinq ans seulement : consécutivement à la guérison d'une blessure faite par une canule de seringue, il y avait eu chez lui rétrécissement du rectum, et pendant dix mois, les matières fécales s'amassaient graduellement jusqu'à former une masse capable de remplir un seau» (Dr Paget, ouvr. cité).

liaire, lorsqu'il y a obstacle au cours de la bile.

Dans des cas analogues, lorsqu'il y a rétrécissement de l'urèthre, la vessie s'accroît dans tous les tissus, et spécialement dans la couche musculeuse. Je me bornerai à citer le cas que rapporte Hunter, dans lequel la tunique musculeuse de la vessie présentait un épaississement de près d'un demi-pouce; ses faisceaux étaient si forts qu'ils formaient des crêtes saillantes à la surface de la cavité. « On a cru longtemps, ajoute l'auteur, que cette disposition était due à une maladie de la vessie; mais, à l'examen des pièces, les parties musculeuses étaient saines et très-distinctes, elles avaient seulement augmenté de volume en proportion de la force qu'elles avaient eu à exercer, et cet état n'était point l'effet de l'inflammation; car, lorsqu'il en est ainsi, les parties sont confondues en une masse dans l'épaisseur de laquelle on ne peut les distinguer les unes des autres. »

J'ai hâte d'étudier l'hypertrophie par excès d'action dans un muscle pour lequel le mot d'hypertrophie a été créé, dans le cœur. Répétons encore ici que, tous les tissus qui concourent à la structure du cœur étant susceptibles d'hypertrophie, ce que nous allons dire s'applique aux tissus séreux, cellulaire et fibreux, aussi bien qu'au tissu musculaire.

Une première preuve que l'augmentation du volume et du poids du cœur est due à l'exercice auquel il est assujetti, se trouve déjà bien évidemment dans le fœtus. « Que l'on compare, dit Lobstein, le cœur du fœtus aux muscles soumis à la volonté, par exemple à ceux de la face : les fibres du premier sont fortes, solides, rouges ; les vaisseaux sanguins sont prononcés, tandis que les fibres des autres muscles sont pâles, tendres, délicates, et de couleur blanche. » Un cœur dont l'action sera considérablement et longtemps augmentée se trouvera, comme les autres muscles, dans des conditions favorables au travail hypertrophique. Celui-ci pourra bien ne pas avoir lieu, par suite de circonstances inconnues qui viendront l'arrêter dans sa marche ; mais, dans la grande majorité des cas, les choses se passeront comme nous venons de le dire : « Toutes les maladies, dit Laennec, qui produisent une forte dyspnée et qui durent longtemps amènent presque nécessairement l'hypertrophie ou la dilatation du cœur (1), à raison des efforts habituels auxquels cet organe est obligé pour faire pénétrer le sang dans le poumon, malgré la résistance que lui oppose la cause de la

(1) Je ferai remarquer que souvent ce que les anciens auteurs appelaient dilatation ou anévrysme actif est simplement une hypertrophie. L'hypertrophie, en effet, se juge bien plus au poids qu'au volume, et un cœur qui présenterait des parois d'épaisseur ordinaire avec un volume double pourra bien être hypertrophié; car, en réalité, à la balance il pèse plus; il y a donc plus de substance musculaire.

dyspnée. C'est ainsi que la phthisie pulmonaire(1), l'empyème, la péripneumonie chronique, l'emphysème du poumon, produisent l'hypertrophie du cœur. C'est encore par la même raison que les exercices qui demandent des efforts pénibles et propres à gêner la respiration sont une des causes éloignées les plus communes de ces maladies. »

Le même auteur cite comme amenant l'hypertrophie du cœur la disproportion congénitale entre le volume de ce viscère et le diamètre de l'aorte. M. le professeur Bouillaud rapproche l'hypertrophie du cœur de celle des intestins, de la vessie, de l'estomac : « Elle est, dit-il, accompagnée le plus souvent d'un rétrécissement plus ou moins considérable de l'orifice ou des orifices de ces organes, et c'est derrière ce rétrécissement que se développe une dilatation plus ou moins prononcée(2). L'hypertrophie qui a fait donner à certaines vessies le nom de *vessies à colonnes* n'est pas sans analogie avec l'hypertrophie des colonnes char-

---

(1) Ce fait est contredit par les recherches de Louis, qui a trouvé dans la phthisie pulmonaire diminution plutôt qu'augmentation du volume du cœur.

(2) M. le Dr Barth a présenté à la Société anatomique (séance du 4 mars 1853) un cœur hypertrophié ; l'aorte avait un si petit calibre à son origine, qu'elle admettait à peine une sonde de femme.

nues des ventricules et des faisceaux musculaires des oreillettes.

Quoi qu'il en soit, de toutes les lésions qui, déterminant une action forcée du cœur, amènent l'hypertrophie, les plus fréquentes, sans contredit, sont les obstacles au cours du sang situés dans les vaisseaux qui partent du cœur, ou dans les orifices de cet organe, c'est-à-dire le rétrécissement ou l'insuffisance des valvules. Je suis même très-porté à croire, et c'est une opinion qui compte aujourd'hui un assez grand nombre de partisans, que la plupart des hypertrophies attribuées à l'action directe d'un travail inflammatoire sur le cœur rentrent dans la catégorie de celles qui sont dues à des obstacles, et que l'inflammation n'est intervenue que pour créer ces obstacles même; car il me paraît difficile de comprendre comment l'inflammation seule pourrait augmenter d'une manière directe le mouvement nutritif du cœur, même en faisant intervenir l'irritation, à laquelle on a attribué un si grand rôle. Il me semble que, sous ce rapport, le travail de M. Legroux (journal *l'Expérience*, 1837), remarquable à tant de titres, contient plusieurs erreurs, notamment lorsque, niant toute analogie entre l'hypertrophie des muscles et celle du cœur, il admet comme nécessaire, pour que le cœur s'hypertrophie, l'intervention de l'irritation inflammatoire : d'où résulte une subinflammation, une altération dans le tissu de l'organe, et l'augmentation de volume, etc. Cet auteur, à mon sens, exagère beaucoup le rôle direct et immédiat de l'inflammation dans la production de l'hypertrophie. Et il faut bien se garder de croire que ces considérations soient purement théoriques ; si l'opinion que je soutiens ici est vraie, elle entraîne d'importantes conséquences pour la thérapeutique d'un grand nombre de maladies. En effet, si l'on admet, comme le remarque très-bien M. le professeur Piorry, que l'hypertrophie est la conséquence directe de l'inflammation, il faudra, lorsqu'il s'agira d'une augmentation du volume du cœur, employer avec énergie les antiphlogistiques. Si, au contraire, des rétrécissements, conséquences de diverses lésions déterminées autrefois peut-être par l'inflammation (mais ne dépendant plus actuellement de la phlogose, ont occasionné l'accroissement de nutrition dont il s'agit, ce serait une bien grande faute de vouloir s'obstiner à guérir une supernutrition consécutive à des rétrécissements ; car, toutes les fois qu'il existe un obstacle mécanique à la progression du sang, l'augmentation dans le volume du cœur non-seulement n'est pas un mal, mais est un état organique entièrement utile et même indispensable ; elle fait au moins que la vie peut s'accomplir, malgré l'existence de ces lésions ; et, à un certain point de vue, ici encore se trouve applicable cette heureuse expression de Laennec : « Dans certains cas, l'hypertrophie est évidemment la suite des efforts de la nature médicatrice. »

M. le Dr Beau va plus loin encore. Ce médecin, si infatigable dans ses études sur les maladies du cœur, a lu, dans la séance de l'Académie de médecine du 3 février dernier, un mémoire sur l'hypertrophie cardiaque, dans lequel il établit qu'elle n'est pas une altération inflammatoire de l'organe, ni une infiltration passive du liquide, mais bien une augmentation du tissu, une hypertrophie en un mot semblable au développement des muscles des membres. Cette hypertrophie, suivant l'auteur, entraîne après elle une force de contraction qui s'épuise à annuler l'effet d'une faiblesse antécédente, et qui le plus souvent est insuffisante à cela; de telle sorte que les fonctions cardiaques restent enrayées, non pas à cause de l'hypertrophie, mais malgré l'hypertrophie. Il arrive, en effet, un moment où l'hypertrophie ne peut plus s'augmenter assez pour parer à la faiblesse qui est devenue excessive; celle-ci domine alors entièrement, et le sujet succombe à un arrêt des fonctions cardiaques, avec une hypertrophie considérable, qui pourtant a été insuffisante. On meurt alors, parce que l'hypertrophie n'a pas suffi à renforcer l'action du cœur affaiblie par une cause antécédente, telle que dilatation, rétrécissement. Toutefois l'hypertrophie n'a pas été inutile; elle a rendu ce service, d'assurer longtemps l'exercice des fonctions du cœur, et par conséquent de prolonger la vie.

C'est encore au même ordre de causes qu'il faut rapporter l'hypertrophie constatée dans les cordons nerveux, c'est-à-dire à l'excès d'action ; mais ici une distinction doit être faite. Sous l'influence d'une augmentation longtemps continuée de l'action sensoriale ou motrice, ou bien à la suite de vives douleurs ou de mouvements spasmodiques ayant leur siége dans une partie à laquelle un nerf fournit des rameaux, ce nerf lui-même devient plus volumineux ; mais alors ce n'est pas une augmentation des tubes nerveux qui constituent le nerf : le travail d'accroissement se fait dans le névrilème, ou bien il y a dépôt de matière plastique entre les filets nerveux, et peut-on dire alors qu'il y ait véritablement hypertrophie ? Quoi qu'il en soit, cette hypertrophie réelle ou apparente des cordons nerveux (et des recherches récentes tendraient à prouver qu'ici, comme pour les muscles, il y a augmentation dans le nombre des tubes qui forment le nerf), cette hypertrophie est bien évidemment due à l'exercice répété de l'organe, puisque les nerfs qui frottent longtemps contre des os deviennent plus gros dans le point où a lieu le frottement que dans les parties situées au-dessus et au-dessous. Dans les cas de pied-bot et d'oignons avec déviation des orteils, c'est encore du côté où le pied est renversé que se fait l'hypertrophie du nerf.

Les os, n'étant que des organes secondaires de mouvement, doivent suivre les muscles dans leur augmentation de volume. C'est ce qui a lieu en effet ; ceux des membres principalement se fortifient à mesure que les muscles auxquels ils donnent attache deviennent plus forts et plus actifs. Et puisque je parle des os, je vais dire tout de suite que ces cas, dans lesquels on a voulu voir une hypertrophie dite excentrique du crâne, ne doivent pas, selon moi, être rapportés à une véritable hypertrophie. Suivant le Dr Paget, qui a fort longuement traité cette question, les crânes d'hydrocéphales, qui présentent quelquefois une surface bien plus étendue que dans l'état normal, pèsent souvent moins, et rarement plus, que le poids moyen de la voûte crânienne. Quant à l'hypertrophie dite concentrique du crâne, c'est-à-dire sans changement de volume extérieur, et par suite de la nécessité où se trouve la boîte crânienne de s'adapter au cerveau amoindri, elle se fait par un mécanisme particulier, et dont je dois, en passant, dire quelques mots. Ce travail consiste dans l'accumulation de diploé normal entre les deux tables externe et interne, qui s'écartent ; il n'y a pas là véritablement hypertrophie, mais quelque chose d'analogue à ce qui se passe chez le fœtus, c'est-à-dire un travail de *développement,* que nous avons, en commençant, écarté de la question actuelle. La preuve qu'il en est bien ainsi, c'est que le plus généralement, sinon toujours, l'accroissement commence et est plus considérable dans les points où a débuté l'ossification dans l'état fœtal, comme si un reste de cette force, qui autrefois fit passer les tissus primitifs de ces parties à l'état osseux, s'était pour toujours concentré en ces points, comme si, dans les centres même où était autrefois la puissance de développement et de formation, se trouvait en réserve une puissance analogue. Le Dr Paget, qui a remarqué avec étonnement le fait intéressant qui nous occupe, sans en tirer les conséquences que nous venons de signaler, cite comme exemples un grand nombre de pièces des musées pathologiques du Collége des chirurgiens et de l'hôpital de Saint-Barthélemy, et il a bien soin de remarquer ensuite que pareille chose n'a pas lieu pour la nécrose, le rachitisme, l'ulcération, ou pour toute autre maladie indiquant un affaiblissement de la puissance formatrice des os.

En terminant ce qui a trait à l'hypertrophie par excès d'exercice ou d'action d'une partie dans ses fonctions normales, il me reste à parler d'une variété qui mérite quelques considérations spéciales, et que j'appellerai *hypertrophies supplémentaires.*

Pour faire comprendre ce que j'entends par ce mot, je vais citer quelques faits. « Non-seulement, dit M. Rayer, dans son *Traité des maladies des reins,* on voit ce développement de l'un des deux reins se faire lorsque celui du côté opposé manque, ou lorsqu'il a été arrêté dans sa nutrition, ou lorsque sa structure profondément altérée l'a rendu plus ou moins impropre à remplir ses fonctions ; mais, lorsque la désorganisation d'un des reins a été partielle, les parties saines peuvent s'hypertrophier d'une manière remarquable, souvent au point de déterminer une déformation du rein très-apparente et quelquefois très-bizarre résultant de la disposition et du mélange des parties atrophiées et comme étranglées, et des parties bosselées et gonflées qui ont subi une hypertrophie manifeste. »

La même opinion se trouve exprimée par Lobstein (*Anatomie pathologique*) : « L'exaltation du travail nutritif, et l'hypertrophie qui en est la suite, résultent quelquefois de ce qu'un organe est obligé d'en remplacer un autre dans son action. On voit, par exemple, le rein d'un côté devenu extrêmement gros, lorsque l'autre étant malade, il est seul chargé de la sécrétion de l'urine. »

La même chose a lieu pour les testicules et pour les poumons. Dans le cas d'emphysème avec refoulement considérable du poumon vers le médiastin, Morgagni avait déjà remarqué que le poumon du côté sain prend quelquefois un volume évidemment plus grand que celui qu'il avait normalement. Laennec dit que ce fait a lieu dans tous les cas où l'un des poumons est rendu inutile pour un temps un peu considérable, quelques mois, par exemple. On le rencontre non-seulement à la suite des emphysèmes, mais encore après le pneumothorax, l'hydrothorax, et surtout après le rétrécissement de la poitrine, qui succède aux pleurésies graves ou aux vastes excavations pulmonaires.

Le poumon sain acquiert, dans tous ces cas, des dimensions plus considérables que dans l'état naturel ; son tissu devient plus ferme, plus élastique, et en même temps plus compacte, et au lieu de s'affaisser à l'ouverture de la poitrine, il arrive quelquefois qu'il s'en échappe en partie au moment où on enlève le sternum, comme s'il eût été contenu dans un espace trop étroit. On ne peut douter que, dans ces cas, les vésicules aériennes ne s'agrandissent, et que leurs parois ne prennent une épaisseur insolite.

M. Andral interprète de la même manière la production de l'hypertrophie du poumon. Elle est, suivant ce professeur, l'accomplissement d'une loi en vertu de laquelle tout organe double devient le siége d'une nutrition plus active, lorsque son congénère cesse d'agir. Ici encore, c'est l'activité plus grande de la fonction qui entraîne l'accroissement d'activité de la nutrition.

Ainsi, lorsqu'un organe pair, par suite d'une altération profonde et assez prolongée, ne peut plus remplir les fonctions auxquelles il est destiné, son congénère supplée à ce manque d'action ; et comme alors son activité est bien plus grande que celle qui lui est normalement dévolue, il en résulte, d'après le principe que nous avons énoncé, un surcroît de nutrition proportionnel à l'énergie dépensée. Voilà comment Laennec a pu dire que, dans certains cas, l'hypertrophie est évidemment la suite des efforts de la nature médicatrice.

C'est encore parmi les hypertrophies supplémentaires que je rangerais un cas très-remarquable, dans lequel, un os d'un membre étant raccourci par suite d'une lésion morbide, un autre os du même côté s'hypertrophie en longueur pour combler le défaut qui aurait existé dans la dimension totale du membre. Ce cas est cité par le Dr Paget, qui le doit, dit-il, à M. Holden.

Un jeune homme ayant eu dans son enfance une nécrose du tibia gauche, il en était résulté un accroissement incomplet de cet os, et un raccourcissement de plus d'un pouce. Cependant le membre gauche, mesuré dans son entier, n'était pas plus court que le droit; car, sans aucune altération morbide de son tissu, le fémur gauche avait pris un surcroît de longueur, de manière à compenser le raccourcissement du tibia.

Ce fait est tellement exceptionnel que je le donne sous toute réserve et sous la responsabilité des auteurs qui le rapportent ; ne pourrait-on pas avoir pris pour une hypertrophie en longueur du fémur un allongement apparent, dû à une déviation du bassin de ce côté ?

B. *Hypertrophie par excès de l'afflux du sang normal.*

S'il faut se garder de confondre l'hypertrophie avec l'augmentation de volume que l'obstruction et la stagnation des fluides font éprouver aux viscères (car alors la force nutritive est considérablement diminuée, et cette augmentation de volume est un fait purement passif), il n'en est pas moins vrai qu'en dernière analyse, le sang, *cette chair coulante* de Bordeu, est, comme je l'ai déjà exposé plus haut, l'agent de toute hypertrophie. Je vais, dans ce chapitre, donner quelques détails sur les hypertrophies dans lesquelles l'afflux exagéré du sang normal est la seule cause saisissable de l'augmentation de poids et de volume.

Ces hyperémies, pour donner à la nutrition des parties une activité capable d'en augmenter les dimensions et la force, doivent se reproduire à plusieurs reprises et pendant un temps assez long. Elles n'agissent pas assurément, comme certains auteurs le veulent, par l'irritation qu'elles déterminent dans les tissus; mais comme elles fournissent, dans un temps donné, une plus grande quantité de sang normal, et par conséquent de matières nutritives, il en résulte une augmentation de volume et de poids. Il faut pourtant rappeler ici que cette augmentation de la circulation est plus souvent la conséquence que la cause de l'hypertrophie (1).

Je ne citerai que quelques exemples de cette espèce d'hypertrophie. Parmi les plus remarquables, sans contredit, il faut mentionner celui que rapporte Hunter, et qui n'est pas, du reste, un fait isolé dans la science : lorsque certaines plaies ont été le siége d'une longue inflammation subaiguë, les téguments, à quelque distance autour de cette plaie, se couvrent quelquefois de poils nombreux, longs et gros; cette croissance excessive des poils, par suite d'une augmentation dans la quantité de sang fourni aux tissus, n'est pas rare à l'extrémité

---

(1) Je ne crois pas que pour expliquer ces hypertrophies consécutives à l'excès d'afflux sanguin, il soit nécessaire de faire intervenir une augmentation de la force assimilatrice ordinaire, ainsi que l'ont fait beaucoup d'auteurs. Cette force, qui est loin d'être démontrée, n'est pas ici plus indispensable que ne l'était l'irritation pour comprendre l'hypertrophie par excès d'action, et l'on peut se passer fort bien de l'explication, trop poétique pour être vraie, que Lobstein a donnée de ce phénomène : «Dans l'hypertrophie, dit-il, la force plastique de l'organe est exaltée : il est pour ainsi dire plus avide de sucs nutritifs, il se les assimile mieux, il emploie tout ce que les exhalants lui apportent de récrémentitiel; semblable à ce cristal qui, plongé dans une solution saline, provoque la cristallisation dans le liquide et attire vers lui les particules qui doivent augmenter sa masse, la molécule organique choisit, dans ce que lui apportent les exhalants, ce qui lui est homogène, et se l'assimile.»

des moignons et près des articulations longtemps malades; et le Dr Paget remarque, avec raison, qu'elle ne se fait pas au siége même de l'inflammation; car, dans le point enflammé, il s'opère un travail spécial tout différent, sur lequel nous n'avons pas à nous expliquer ici; tandis qu'à une certaine distance, sous l'influence de la phlogose voisine, il y a simplement un afflux plus considérable de sang normal. Chez un enfant de quatre ans, qui avait eu une fracture de la partie moyenne du fémur, il y avait une grande quantité de poils noirs, semblables à ceux d'un adulte fort et vigoureux, tandis que, sur tout le reste du corps, les poils étaient fins et doux, comme ils le sont dans le jeune âge. Dans une observation de carie du premier métatarsien, recueillie par le Dr Broca (service de M. Blandin), la peau qui recouvrait la face dorsale portait cinq ou six poils assez fins, mais très-noirs, quoique le malade fût blond, et longs de 3 centimètres. Les autres doigts du même pied et les orteils du pied opposé ne présentaient aucun poil visible. Le menton du malade, qui pourtant avait vingt-deux ans, était aussi parfaitement dépourvu de poils. Chez une femme de quarante-deux ans, affectée également de carie du premier métatarsien et du premier cunéiforme, la peau, à une certaine distance de l'ouverture fistuleuse, offrait une quarantaine de poils environ, ayant à peu près 1 centimètre 1/2 de longueur, tous très-bruns et très-gros. Le reste du corps était, au contraire dépourvu de poils.

Des exemples aussi remarquables pour le moins de l'hypertrophie causée par l'afflux du sang nous sont fournis par différents faits empruntés à ce qu'on peut appeler la *greffe animale*. Je n'en citerai qu'un exemple : si l'on coupe l'éperon d'un coq et qu'on le transplante de la jambe dans la crête, qui contient une grande quantité de sang, et où la circulation est très-active, cet éperon prend un accroissement extraordinaire, et devient une longue masse de matière cornée. Sur une pièce du musée pathologique du Collége des chirurgiens de Londres, l'éperon transplanté avait la forme d'une spirale de 6 pouces (anglais) de longueur ; sur une autre pièce, c'était une sorte de corne courbée en avant et en bas ; et, pendant la vie de l'animal, on était obligé d'en couper souvent l'extrémité pour qu'il pût porter son bec jusqu'à terre, et chercher sa nourriture.

Le Dr Stanley pense que lorsqu'une maladie qui détermine un appel de sang plus considérable frappe un os long, cet os peut s'hypertrophier, surtout chez un individu qui n'a pas atteint son entier développement. Ainsi, chez un jeune sujet affecté d'une nécrose peu étendue du fémur, il resta une claudication par suite de l'allongement de l'os malade. Il est à remarquer que dans le cas de maladie du tibia, si le même fait ne se produit pas, cela dépend d'une disposition particulière à cet os (la même chose aurait probablement lieu pour les os de l'avant-bras), c'est-à-dire de la présence des ligaments forts et inextensibles qui attachent les deux extrémités de l'os au péroné; il en résulte alors forcément une courbure du tibia. Dans une pièce du musée de l'hôpital Saint-Barthélemy, les deux os étant en place, la face antérieure du tibia, qui a été affectée de nécrose, excède de plus de 2 pouces celle du tibia du côté sain; les deux faces postérieures sont à peu près égales.

De même, quand un ulcère a longtemps existé chez un jeune sujet, les os sous-jacents, par un effet de l'afflux sanguin que détermine la plaie voisine, peuvent s'hypertrophier.

C'est par un travail tout à fait analogue et parfaitement étudié par le Dr Lambron, que, dans les fractures, on voit les vaisseaux qui doivent servir à la formation du cal se développer, dans le principe, à une certaine distance de l'extrémité des fragments.

On peut expliquer aussi de la même manière comment il se fait que, dans certaines ostéites, il s'opère à quelque distance de l'endroit enflammé, et par suite d'un appel plus considérable de sang, un accroissement en volume et en poids du tissu osseux, une véritable hypertrophie en un mot; et c'est pour désigner ce travail particulier, que les chirurgiens ont distingué une *ostéite plastique*. Mais, répétons-le, car c'est un fait important, ce n'est jamais dans le point actuellement malade ou enflammé que débute cette hypertrophie; si elle s'étend plus tard jusque-là, ce n'est que de proche en proche, par continuité, et quand la maladie véritable est terminée.

Les pressions modérées, surtout avec frottement, et exercées par intervalles (car il faut des temps de repos pour que la nutrition s'accomplisse activement), augmentent l'afflux sanguin, et peuvent par conséquent déterminer l'hypertrophie, tandis que les pressions très-fortes et permanentes amènent l'état opposé. Voilà comment Hunter avait observé, sans donner l'explication du fait, que le plus souvent les pressions extérieures favorisent l'hypertrophie, et les pressions intérieures, l'atrophie; c'est que les pressions de dedans en dehors sont ordinairement causées par des produits morbides, des tumeurs par exemple, qui vont toujours en croissant, tandis que les pressions de dehors en dedans se font de temps à autre, sans une énergie trop grande; car, sans cela, la volonté lutterait contre elles et finirait par les repousser ou par se soustraire à leur action. Voilà comment la peau de la main s'épaissit chez les terrassiers, les cordonniers, etc.; comment les cors développés sur les orteils par la pression souvent répétée des chaussures peuvent être détruits, au contraire, par une pression forte et constamment exercée (1).

Je rapprocherai de ces faits d'hypertrophie dans lesquels la pression a déterminé un plus grand afflux de sang un cas très-remarquable d'augmentation de volume des deux testicules, que je viens d'observer à l'hôpital de la Charité (service de M. le professeur Gerdy). Il s'agit d'un homme âgé de quarante-neuf ans, bien constitué et d'une très-bonne santé. Pendant vingt-sept ans, il a servi dans la cavalerie; plusieurs années après son entrée au service, et après qu'il eut beaucoup monté à cheval, les deux testicules commencèrent à augmenter, sans lui causer de douleurs; aujourd'hui ils ont atteints le volume de deux gros œufs de dinde, tout en conservant leur consistance et leur forme normales, sans bosselure aucune; ils sont indolores à la pression. Cet homme est entré à l'hôpital non pas à cause de son hypertrophie testiculaire, dont il ne s'inquiétait pas le moins du monde, mais pour une hydrocèle double. Remar-

(1) La démonstration de ces deux actions inverses se trouve sur une pièce du musée de l'hôpital Saint-Barthélemy, citée par le Dr Paget. C'est le pied d'une femme chinoise, devenu excessivement petit (atrophie) par suite d'une pression très-forte et permanente exercée à dessein dans le jeune âge; plus tard, quand le pied servit à la marche, toutes les parties pressées par les chaussures devinrent le siége de cors (hypertrophie).

quons en passant que l'hydrocèle de la tunique vaginale est sans aucun rapport avec le fait qui nous occupe, et qu'elle a, au contraire, pour résultat habituel l'atrophie du testicule.

Une obscurité très-grande enveloppe les causes de l'hypertrophie vraie des glandes ; je dis hypertrophie vraie, car souvent on a confondu, avec l'augmentation simple de volume des éléments normaux des glandes, diverses productions morbides. Il est cependant un certain nombre de cas dans esquels on doit attribuer l'hypertrophie glandulaire à un excès d'afflux du sang normal. C'est ainsi que Auguste Bérard (thèse de concours), dans une parotide énormément hypertrophiée, trouva de grosses artères, qui, venant des carotides et des maxillaires externes, se rendaient dans cette glande, et y entraient par la partie inférieure. « Il y a tout lieu de penser, ajoute ce professeur, que la quantité de sang que ces artères portaient fut cause de son prodigieux développement. » Je ne vois pas quelle autre origine on pourrait assigner à bien des hypertrophies glandulaires, et notamment à celles qui sont signalées dans l'intéressant travail de MM. Bauchet et Gaillet, sur l'hypertrophie de l'un des glandules de la face antérieure du voile du palais (1); dans une communication faite par M. Denucé à la Société

---

(1) *Gazette des hôpitaux*, 1852.

anatomique, sur l'hypertrophie des petites glandes qui se trouvent à la face antérieure du voile du palais (1) ; dans la thèse de M. Luna, où l'auteur traite de l'hypertrophie des glandes du col utérin (2); et surtout dans un mémoire de M. le Dr Robin (3), où il est question de polypes du nez formés par une hypertrophie des glandes de la muqueuse nasale. Je dirai en passant que M. Robin fait cette remarque intéressante, qu'avec l'hypertrophie glandulaire, il n'y a pas, comme on l'a cru, hypersécrétion ; ce n'est que la partie sécrétante du tissu qui s'hypertrophie, pendant que les conduits excréteurs s'atrophient. M. Denucé a fait la même observation.

Il faut rapporter encore à la même cause les hypertrophies d'une autre glande, le foie, hypertrophies dont on a tant parlé, mais dont il est bien difficile de trouver quelques exemples authentiques; il faut admettre, avec les auteurs du *Compendium de médecine*, que, dans tous les cas, l'hypertrophie du foie est liée à l'existence d'un afflux plus considérable de sang dans cet organe. Mais une grande confusion existe sur ces états particuliers de la glande hépatique, et l'étude de cette question serait beaucoup plus facile, si on admet-

---

(1) *Bulletins de la Société anatomique*, janvier 1852.

(2) Thèse de la Faculté de médecine, 1852.

(3) *Gazette des hôpitaux*, 1852.

tait seulement comme hypertrophié ou atrophié, ainsi que le veut M. Piorry, le foie qui offrirait l'état suivant : cet organe, augmenté ou diminué de volume, conserverait sa couleur et sa consistance normale ; il présenterait des granulations dont les dimensions seraient plus grandes ou plus petites qu'à l'ordinaire, et cela dans les mêmes proportions que l'ensemble de l'organe. En procédant de la sorte, je crois qu'on distinguerait des hypertrophies du foie un grand nombre d'altérations diverses de la substance hépatique, comme on a déjà fait pour la cirrhose.

Ce que je viens de dire à propos du foie s'applique mieux encore à la rate. La supernutrition de cette glande sanguine est au moins très-rare, et elle est si peu connue, que la plupart des auteurs se voient encore actuellement dans la nécessité de confondre en une seule description l'hypertrophie vraie et ces états pathologiques où l'augmentation de volume est liée à l'accumulation actuelle de sang dans le tissu de l'organe. Quoi qu'il en soit, il peut arriver qu'à la suite d'hyperémies plusieurs fois répétées, et dont je n'ai à discuter ici ni la cause ni la nature, le tissu splénique, comme tous nos autres tissus, se trouve nourri outre mesure, et présente alors une véritable hypertrophie.

Près de ces faits d'hypertrophie, que nous avons étudiés dans un grand nombre de tissus et d'organes, il faut ranger, comme appartenant au même ordre de causes, la production de certaines varices; on sait que, dans cette affection des veines, les trois tuniques sont presque toujours épaissies, et qu'elles ont augmenté de volume et de force : cela est si vrai, que, quand on ouvre le vaisseau, son orifice reste béant. Eh bien! quoique dans un grand nombre de cas on puisse rapporter cette hypertrophie à l'excès d'action de la veine, résultant des contractions plus nombreuses des vaisseaux pour faire remonter le sang, ainsi que le prétendent Chaussier, Béclard et Delpech, il n'en est pas moins vrai que dans d'autres circonstances, lorsque, par exemple, on voit les varices se développer au voisinage des vieux ulcères, des masses squirrheuses ou cancéreuses, des tumeurs blanches, etc., sans que les parties où l'hypertrophie a lieu soient malades, on est forcé d'invoquer, pour cause de cet excès de nutrition, l'appel ou l'afflux du sang normal en plus grande quantité.

Le même phénomène a lieu avec des circonstances plus remarquables encore dans les cas où l'afflux plus considérable du sang, s'il n'est pas la seule cause de l'hypertrophie, concourt du moins, avec l'excès d'action, à l'accroissement des parois veineuses, je veux parler des anévrysmes variqueux ou artérioso-veineux. On voit alors les veines s'épaissir, tout en se dilatant, rester béantes quand on les coupe transversalement; leurs parois ont acquis une structure analogue à celle des artères, tandis qu'au-dessous de la tumeur anévrysmale, les parois artérielles peuvent être assimilées à celles des veines : il y a hypertrophie de la veine, atrophie des artères. De même aussi, dans les cas de perforation congénitale ou accidentelle de la cloison interventriculaire, on voit, par un mécanisme analogue, les parois du ventricule droit s'hypertrophier et prendre l'épaisseur du ventricule gauche, dont elles ont à remplir les fonctions.

Je terminerai ces considérations, déjà trop longues peut-être, sur les hypertrophies par excès d'afflux de sang normal, en disant quelques mots sur l'augmentation du volume et du poids de l'utérus pendant la grossesse.

Il ne faut pas, je crois, rapporter, comme on l'a souvent fait, aux nouvelles fonctions que l'utérus devra bientôt remplir, l'hypertrophie qui se manifeste alors dans cet organe, ou plutôt, pour ramener la question aux termes mêmes de notre sujet, je pense que l'hypertrophie utérine, pendant la gestation, est due non à l'excès d'action de l'organe, mais à l'excès d'afflux sanguin. Je suis bien loin de nier que, dans certains cas autres que la grossesse, l'exercice exagéré des parois de la matrice puisse amener leur dévoloppement excessif (et j'en citerai tout de suite pour exemples l'hypertrophie à la suite des contractions habituelles et des efforts d'expansion que sollicite la rétention du placenta ou de caillots, la présence de masses hydatiques ou de tumeurs fibreuses et cancéreuses, les lésions organiques du col qui entravent l'évacuation du sang menstruel, etc.); mais il me semble qu'on n'a pas assez distingué les phénomènes qui se passent dans tous ces cas divers, et ceux que détermine l'état tout particulier et tout physiologique de gestation. L'hypertrophie est toujours un fait de pure nutrition, cela est hors de doute; mais, dans un cas, cet excès de nutrition est produit par l'exercice forcé des parois qui luttent contre un obstacle, et l'utérus me représente alors le cœur se contractant pour forcer la résistance de l'orifice aortique singulièrement rétréci; dans la grossesse, au contraire, il croît en volume et en poids, parce qu'il reçoit tous les jours une quantité de sang trop grande pour sa nutrition ordinaire.

L'utérus est passif tout le temps de la gestation; il se dédommagera, il est vrai, de ces neuf mois d'inaction par un effort suprême, mais dont la durée sera peut-être de quelques secondes. Et la preuve qu'il est passif et qu'il doit l'être, c'est que s'il agissait le moins du monde, il irait précisément contre le but qu'il doit remplir, il déterminerait par ses contractions l'expulsion du produit qu'il contient et l'avortement; la preuve c'est que, dès l'instant de la fécondation, et *avant même l'arrivée de l'ovule dans la matrice*, la muqueuse utérine est hypertrophiée, pour former la membrane caduque, ainsi que M. Coste l'a démontré ; la preuve, c'est que l'accroissement de volume des parois se fait principalement au niveau de l'insertion du placenta, c'est-à-dire là où la circulation est le plus active. La preuve encore que l'excès d'action n'est pour rien dans ce travail, c'est que les nerfs de l'utérus ne sont pas augmentés de volume, contrairement à l'opinion généralement reçue, et ainsi que cela résulte des belles préparations de M. Boulard ; la preuve enfin, et celle-ci est des plus remarquables, c'est que, dans la grossesse extra-utérine (1), « le plus souvent l'utérus se développe aussi concurremment, du moins en partie, comme s'il contenait le fruit de la conception ; sa membrane muqueuse s'hypertrophie, et forme une espèce de caduque. »

---

(1) Longet, *Traité de physiologie.*

C. *Hypertrophie par excès dans les matériaux assimilables du sang.*

Nous avons vu comment l'excès d'exercice ou d'action d'une partie, comment l'excès d'afflux du sang normal, déterminent la nutrition exagérée des tissus ou des organes ; il nous reste à passer rapidement en revue les cas dans lesquels l'excès des matériaux assimilables du sang, ou ce qu'on a appelé l'excès de *plasticité* de ce fluide, paraît amener la supernutrition.

Je dois dire, en commençant, que les recherches récentes nous ont bien peu appris sur les changements relatifs à la composition du sang dans l'hypertrophie. M. Andral, dans ses travaux d'*hématologie*, a constaté que l'état hypertrophique ne se lie pas à une augmentation de la fibrine normale ; d'un autre côté, l'augmentation des globules ne détermine pas d'une manière bien notable une nutrition plus active. Il y a donc ici quelque chose qui échappe à l'analyse.

Quoi qu'il en soit, pour rester le plus possible dans les limites de notre sujet, étudions les agents médiats de ces phénomènes, puisque les immédiats nous échappent.

La source principale de la nutrition est l'aliment. Les aliments sont définis, par M. le professeur Bérard, des substances qui, introduites dans l'appareil digestif, vont ultérieurement réparer les parties solides et solidifiables ou extractives du sang, et concourent à l'entretien de la vie.

Tous les aliments n'agissent pas dans la nutrition de la même manière : on sait que les matières azotées constituent seules la chair et le sang ; les matières non azotées servent à faciliter l'assimilation des autres principes, de telle sorte que les produits des fécules, des sucres, des corps gras, fournissant les matériaux de combustion, les principes azotés peuvent être employés presque en entier à la recomposition du corps (1).

Or, il est évident que, suivant la nature et la proportion des aliments, en tenant compte toutefois de quelques autres circonstances, il y aura équilibre dans la décomposition et la recomposition des tissus, ou bien il y aura défaut ou excès. L'excès causera l'hypertrophie.

D'après les considérations sommaires que je viens d'exposer, il est clair que la surabondance de graisse dans les organes, ou autour des organes, n'est réellement pas le résultat d'une su-

---

(1) Liebig divise les éléments en plastiques et respiratoires. Les éléments plastiques sont : 1° la fibrine végétale, 2° l'albumine végétale, 3° la caséine végétale, 4° la chair et le sang des animaux qui contiennent les trois principes précédents. Les aliments respiratoires sont la graisse, l'amidon, la gomme, les sucres, la bière, le vin, etc.

pernutrition, et qu'à proprement parler elle est due non pas à une exagération, mais à une altération dans le travail nutritif; et il me semble que la plupart des auteurs ont eu tort de ranger l'obésité ou polysarcie dans la classe des hypertrophies. Je me borne donc à signaler le fait d'accumulation considérable de la graisse soit dans la totalité du corps, soit dans quelques points particuliers, sans entrer à ce sujet dans aucun développement.

La véritable hypertrophie par excès de matières assimilables est celle qui se manifeste dans le tissu musculaire. Un individu bien constitué, placé dans de bonnes conditions hygiéniques, verra, sous l'influence d'un régime alimentaire convenablement dirigé, les parties musculaires de son corps se développer, devenir plus fermes dans leur consistance, plus énergiques dans leur action. A quelle cause doit-on attribuer ces changements survenus dans la substance musculaire? Évidemment, c'est en grande partie à l'heureux choix de l'alimentation, combinée, il est vrai, avec quelques autres agents que nous énumérerons tout à l'heure; et si c'est la substance alimentaire qui cause cette bonne nutrition, l'agent direct de ce travail ne peut être autre que le sang, contenant une plus grande proportion de principes assimilables.

Dans un éloquent mémoire lu à l'Académie de médecine, en 1842, et intitulé *De l'Organoplastie hygiénique,* le professeur Royer-Collard a montré comment l'industrie s'était emparée de ces données physiologiques pour agir non-seulement sur l'ensemble du corps d'un individu, mais sur telle ou telle partie de ses organes, comment l'hygiène pouvait et devait les utiliser au profit de l'homme.

C'est par l'alimentation combinée avec le croisement des races, l'exercice, les bonnes conditions d'habitation, de température, etc., que Backewell, en Angleterre, est parvenu à créer cette race de bestiaux dans lesquels les parties charnues qui constituent les morceaux de choix s'hypertrophient au préjudice des parties basses, dites de rebut. Les masses musculaires seules pèsent près des deux tiers du poids de l'animal, tandis que la tête, les os des jambes, sont réduits aux plus petites dimensions. C'est encore par le même procédé qu'en Angleterre, au moyen de l'alimentation et de l'exercice, on change la constitution des individus, on réforme les organes, de telle manière, qu'on obtient des effets surprenants. Ainsi on façonne comme on le veut des boxeurs, des jockeys, des plongeurs, des coureurs, etc. Chez les boxeurs, qui, pour exercer cette profession très-estimée dans leur pays, ont besoin d'une grande force, surtout dans les membres thoraciques, et d'une insensibilité aux coups non moins grande, on hypertrophie à plaisir les muscles des bras, tout en atrophiant le plus possible la graisse et le tissu cellulaire ; chez les plongeurs, qui doivent avoir une respiration vigoureuse et prolongée, on détermine la supernutrition des muscles thoraciques, etc. ; tout cela constitue l'*entraînement*. Enfin, suivant M. Royer-Collard, il ne serait pas impossible de nourrir à volonté, et par conséquent d'hypertrophier le système osseux en augmentant, par le choix des substances alimentaires, la proportion du phosphate calcaire qui va contribuer à la nutrition des os.

Les exemples que je viens de citer suffisent, je pense, à prouver, comme je l'avais avancé, que les quantités de matières assimilables contenues dans le sang peuvent varier les proportions de nutrition des organes, et par conséquent déterminer leur hypertrophie (1).

2° *Causes diverses.*

J'ai désigné sous le nom de causes *incertæ sedis* toutes ces influences mal définies, mal connues et incomplétement étudiées, qui, chez les anciens auteurs, constituaient presque toute l'étiologie, et qui me paraissent encore occuper une place beaucoup trop grande dans les ouvrages modernes. Je me bornerai à en donner ici une courte énuméra-

---

(1) Consulter une bonne thèse de M. Joliot, sur l'hypertrophie en général (Paris, 1844, n° 112).

tion, et je ne donnerai quelques détails que sur celles qui me paraîtront devoir être conservées; car beaucoup d'entre elles, comme je l'ai déjà dit, se trouvent implicitement étudiées dans le cours de cette thèse.

C'est ainsi que les émotions vives, les chagrins, les passions violentes, le régime excitant, alcoolique, les abus d'exercice, qui tiennent le premier rang, suivant Corvisart, dans la production de l'hypertrophie du cœur, n'agissent évidemment qu'en augmentant l'activité de la circulation, et en déterminant un afflux plus considérable du sang normal ou un exercice plus grand de l'organe; car leur effet immédiat et appréciable est, en définitive, la dyspnée : or nous avons vu le rôle de la dyspnée dans le chapitre précédent de ce travail. Le coït trop fréquent, l'abus des plaisirs vénériens, la masturbation (que l'on trouve toujours dans ce que j'appellerai le *caput mortuum* des étiologies), agissent, s'ils agissent toutefois, de la même manière. Si j'avais besoin de démontrer tout le vague qui existe dans la connaissance de ces prétendues causes, je rapporterais ces faits, que cite M. Rayer (*Maladies des reins*), dans lesquels Rosinius Lentilius, Bartholin, Salmuth, ont cru voir des hypertrophies considérables des *reins* chez les personnes adonnées aux plaisirs sexuels.

Une cause beaucoup plus sérieuse d'hypertrophie, ou plutôt une prédisposition à cet état particulier, est assurément l'hérédité. C'est un fait incontestable, bien établi par un nombre considérable d'observations authentiques, que l'influence de l'hérédité; on cite des familles entières chez lesquelles les hypertrophies du cœur se développèrent pendant plusieurs générations. Boyer dit (*Maladies chirurgicales*) qu'il connaît à Paris une famille dont tous les individus ont, par première conformation, une hypertrophie des amygdales. Enfin l'hérédité, dans l'hypertrophie des veines, a été démontrée d'une manière incontestable par M. le Dr Briquet.

L'influence des professions n'étant autre chose qu'une question combinée d'exercice et d'alimentation, nous n'avons pas ici à nous en occuper.

L'âge, le sexe, les tempéraments, ont été tantôt admis, tantôt rejetés comme causes prédisposantes au travail hypertrophique; cependant on ne peut nier que, dans l'augmentation de volume de la prostate, la vieillesse ne soit une condition qui favorise le développement de cette glande.

Je rappellerai, à propos de la grossesse, que M. le Dr Larcher (*Arch. gén. de méd.*, 1828) a constaté que, chez presque toutes les femmes mortes à différentes époques de la gestation ou peu après l'accouchement, il y a hypertrophie du ventricule gauche, et que, selon cet auteur, l'hypertrophie varie depuis un quart jusqu'à un tiers en sus.

Un grand nombre de maladies sont assurément des causes très-indirectes d'hypertrophies; c'est ainsi que nous avons étudié les augmentations dans le volume des divers tissus, qui se font à une certaine distance d'un point enflammé, nécrosé, cancéreux, etc.; nous avons classé ces hypertrophies parmi celles qui sont dues à l'excès d'afflux sanguin.

O na cru voir dans certains agents toxiques des causes plus prochaines. Ainsi M. Piorry mentionne cette opinion, que l'intoxication saturnine augmenterait le volume du cerveau.

Un cas très-curieux d'augmentation, probablement glandulaire du nez, présenté par M. le Dr Hutin à l'Académie de médecine (9 avril 1850), se serait développé, dans des circonstances particulières; à la suite d'une éruption de la face, M. Larrey avait prescrit l'application d'un large vésicatoire : l'éruption disparut, mais bientôt le nez prit un accroissement énorme. Ce serait là une hypertrophie par *rétrocession d'exanthème*. Le fait est si singulier, que je crois devoir rapporter les paroles mêmes de l'auteur. « Entravée dans sa marche par les moyens dirigés contre l'éruption du visage, la nature, qui ne trouvait plus cette voie pour dépenser l'exubérance de la nutrition, la reporta sur le lobe nasal; par ce transfert de forces, par cette métastase, elle développa outre mesure la peau de cette région. » Auprès des causes morbides, je devrais ranger les influences miasmatiques, qui agissent principalement dans les fièvres intermittentes; mais l'hypertrophie de la rate, comme nous l'avons vu plus haut, si toutefois elle est bien démontrée, n'étant que consécutive à des hyperémies successives, l'action miasmatique n'est évidemment ici qu'une cause très-éloignée, c'est-à-dire qu'elle a seulement produit l'hyperémie.

Il me reste enfin à mentionner les climats; ce serait la température élevée de l'île de la Barbade, de Ceylan, du Malabar, du Japon, de l'Égypte, qui favoriserait le développement de l'éléphantiasis des Arabes; mais, d'après l'opinion la plus rationnelle, l'augmentation du volume du membre inférieur paraîtrait due à une inflammation chronique du tissu cellulaire. Ce serait, d'après M. Requin, un phlegmon chronique, maladie qui, comme le dit ce professeur, n'a jusqu'ici eu sa place dans aucune nosographie.

Quant à ce développement singulier de la glande thyroïde, souvent héréditaire, appartenant surtout à certaines localités, spécialement aux vallées situées entre les hautes montagnes, je dirai seulement que la cause en est complétement inconnue, malgré les nombreux mémoires qui ont été publiés à ce sujet; et je rappellerai que les uns l'ont attribué à l'air humide et non renouvelé (Saussure, Fodéré, Bénédict), d'autres à l'usage de l'eau qui provient de la fonte des neiges, à l'usage d'eau désoxygénée (M. Boussingault), d'eaux contenant des sels magnésiens (Ingres). Cette dernière opinion a été très-fortement soutenue par le Dr Grange;

M. Chatin l'a attribué récemment à l'absence ou à la grande diminution de l'iode dans l'eau et dans les aliments.

Toutes ces opinions, aussitôt émises, ont été successivement combattues. Ce qu'il y a de plus certain, c'est que nous savons fort peu de choses sur ces influences très-variables du reste, et insuffisamment étudiées. Voilà pourquoi je n'ai fait que les énumérer en quelques lignes, après avoir tâché d'exposer clairement ce qui me paraissait démontré ou susceptible de l'être, dans les causes qui président au développement de l'hypertrophie. Je m'arrête ici, me conformant au précepte éminemment sage et utile : *Melius est sistere gradum, quam progredi per tenebras.*

RIGNOUX, IMPRIMEUR DE LA FACULTÉ DE MÉDECINE,
rue Monsieur-le-Prince, 31.

www.ingramcontent.com/pod-product-compliance
Ingram Content Group UK Ltd.
Pitfield, Milton Keynes, MK11 3LW, UK
UKHW021912290826
14628UKWH00020B/2122

9 782014 098525